AF455529

DE

L'OBÉSITÉ

ET DE

SON TRAITEMENT

PAR

LE DOCTEUR L. VACHER

Lauréat de la Faculté de médecine de Paris
Membre correspondant de la Société Royale de médecine de Suède

MÉDECIN CONSULTANT AU MONT-DORE

AVEC UNE

CONFÉRENCE SUR LE TRAITEMENT DE L'OBÉSITÉ

D'APRÈS LE SYSTÈME BANTING

Par le Docteur F. DE NIEMEYER

Professeur de clinique médicale à l'Université de Tubingue

PARIS

SAVY, LIBRAIRE, RUE HAUTEFEUILLE, 24

1873

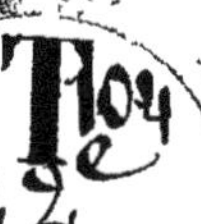

DE

L'OBÉSITÉ

ET DE

SON TRAITEMENT

OUVRAGES DU DOCTEUR VACHER

EN VENTE A LA LIBRAIRIE SAVY, RUE HAUTEFEUILLE, 24.

Étude médicale et statistique sur la mortalité à Paris et dans quelques capitales de l'Europe en 1865, avec une carte météorologique et mortuaire. In-8 .... 3 50

Des maladies populaires et de la mortalité à Paris en 1866, suivi d'une étude médico-hygiénique sur les consommations alimentaires dans la capitale. In-8. Ouvrage couronné par la Faculté de médecine de Paris 1 50

Étude médicale et statistique sur les hôpitaux de Paris et de Rome. In-8 (épuisé).

Étude sur la mortalité du premier âge à Paris et en divers pays de l'Europe. In-8 (épuisé).

Étude médicale et statistique sur l'hôtel des Invalides. In-8 .... » 50

Étude sur la mortalité à Paris pendant le siége de 1870. In-8 .... » 50

Étude statistique sur l'épidémie de choléra qui a régné en Europe de 1865 à 1867. In-8. (Extrait du *Journal de la Société de Statistique de Paris*... » 50

Typographie Lahure, rue de Fleurus, 9, à Paris.

DE

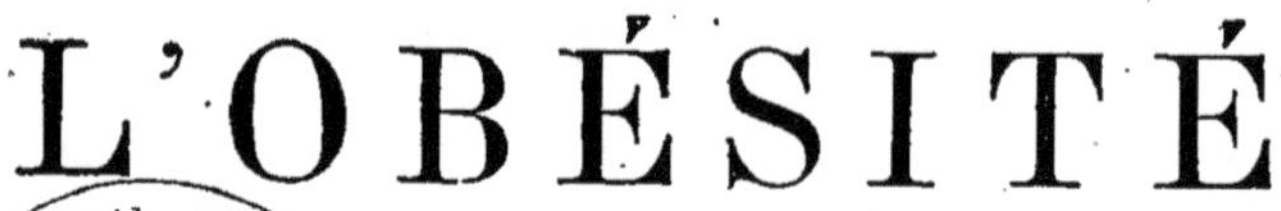

L'OBÉSITÉ

ET DE

SON TRAITEMENT

PAR

LE DOCTEUR L. VACHER
Lauréat de la Faculté de médecine de Paris
Membre correspondant de la Société Royale de médecine de Suède
MÉDECIN CONSULTANT AU MONT-DORE

AVEC UNE

CONFÉRENCE SUR LE TRAITEMENT DE L'OBÉSITÉ
D'APRÈS LE SYSTÈME BANTING

Par le Docteur F. DE NIEMEYER
Professeur de clinique médicale à l'Université de Tubingue

PARIS
SAVY, LIBRAIRE, RUE HAUTEFEUILLE, 24

1873

Ce travail n'a rien de commun, j'ai hâte de le déclarer dès la première ligne, avec certaines brochures extra-médicales, qui sollicitent l'attention du public par l'annonce de recettes merveilleuses et de remèdes infaillibles pour traiter l'obésité. Les faits exposés ici sont tous empruntés à l'observation, et les moyens thérapeutiques mis en œuvre ne sont que l'application rigoureuse des données de la science.

Ainsi que l'a fait remarquer M. Niemeyer, nous ignorons le mode d'action des médicaments dans la plupart des affections, et il nous est impossible de dire, dans l'état actuel de la science, comment ils guérissent. Le traitement de l'obésité ne comporte pas cette incertitude; les agents qu'on y emploie, la sudation méthodique et la diète d'amaigrissement, ont été étudiés avec soin par la physiologie et vérifiés par la clinique; leurs effets peuvent être déterminés à l'avance, dans chaque cas, avec une précision qu'on peut dire mathématique.

Cet opuscule comprend deux parties distinctes : un travail qui m'est personnel, contenant l'exposé de la médication de l'obésité et les résultats de mon observation; en outre un travail qui est l'œuvre d'un médecin étranger, M. Niemeyer. Les écrits du célèbre professeur de Tubingue, très-estimés en Allemagne, ont été popularisés en France par la traduction de son *Traité de Pathologie interne*. La *Conférence sur le traitement Banting* m'a paru fort intéressante à la lecture; j'en ai entrepris la traduction et je l'ai jointe à mon travail.

Paris, ce 5 juin 1873.

DE L'OBÉSITÉ

ET DE SON TRAITEMENT.

L'obésité est caractérisée anatomiquement par l'accumulation de la graisse en divers points du corps, mais principalement sous la peau, dans les espaces intermusculaires et dans les viscères abdominaux. Le tissu graisseux sous-cutané se développe de préférence autour du cou, à la région thoracique, autour des seins, à la région abdominale, et à la partie interne des cuisses où il forme des dépôts d'une épaisseur parfois considérable.

Il est rare de voir l'obésité se montrer pendant l'enfance ou l'adolescence; c'est à une période plus avancée de la vie, d'ordinaire vers l'âge de trente-cinq ou quarante ans qu'elle commence à se développer; et il y a de ce fait deux raisons, l'une d'ordre physiologique, l'autre d'ordre social. La raison physiologique est celle-ci : tant que l'homme n'a pas atteint son développement physique complet, les matériaux fournis par l'alimentation sont utilisés dans l'économie et servent, les uns à la rénovation et à l'accroissement des organes et des tissus, les autres à l'entretien des combustions organiques et de la chaleur animale, qui sont la condition même de l'existence. Or, c'est entre trente et quarante ans que s'achève le développement du corps : à trente ans, la taille de l'homme cesse de s'accroître[1] ; à quarante ans, il a atteint son poids maximum. Or, la ration normale d'entretien reste sensiblement la même qu'avant. Dès lors, il peut arriver et il arrive, en effet, qu'une part des matériaux alibiles, ceux qui servaient à l'accroissement des organes, n'ayant plus son emploi utile, s'emmagasine en certains points du corps sous forme de dépôts graisseux. S'il n'en est pas toujours ainsi, c'est qu'il intervient des causes spéciales, qui débarrassent l'économie du trop plein de l'alimentation et maintiennent l'équilibre entre la recette et la dépense physiologique.

L'autre raison de l'apparition de l'obésité, vers l'âge de trente-cinq ans, se déduit de nos habitudes sociales. C'est à peu près vers cette époque que l'homme est parvenu à conquérir une position dans la société, et à fonder par le mariage un établissement qui assure son avenir. Tant que ce but de l'existence n'est pas atteint, l'homme, celui du moins qui n'a à compter que sur lui-même, s'épuise en combinaisons, en efforts, et déploie toutes les ressources de son activité et de son intelligence, dans cette lutte de tous les jours, que les

1. Il s'agit bien entendu de l'homme moyen, tel que l'a étudié M. Quetelet à qui nous empruntons ces données. Voir Anthropométrie, par Quetelet, Bruxelles, 1870, page 177.

Anglais désignent d'un mot si expressif, *struggle for life*, la bataille de la vie. Or, il tombe sous le sens que cette dépense physique et intellectuelle, cette existence surmenée, marquée d'ailleurs bien souvent par des privations de plus d'un genre, ne sont pas des conditions précisément favorables au développement de l'embonpoint.

Bien que l'obésité soit une disposition physique fort commune, parfois très-incommode, il faut convenir néanmoins que dans la pratique elle est rarement l'objet d'un traitement régulier. Qu'une jeune dame vienne consulter son médecin sur une tendance marquée à l'embonpoint, ou qu'un jeune homme, chez qui l'oisiveté et un régime de luxe ont développé l'abdomen dans des proportions excessives, vienne lui demander un soulagement contre les incommodités qu'il éprouve, on peut être assuré que, neuf fois sur dix, la médication, si médication il y a, se résumera dans cette formule assurément fort peu compromettante de l'école de Salerne : Doux exercice et modeste repas.

Mais si l'on examine la chose de près, on ne tarde pas à se convaincre que ce n'est pas là simplement une question de malaise physique ou de coquetterie féminine, et que par ses complications, surtout par ses conséquences ultimes, l'obésité mérite toute l'attention du médecin.

En effet, ce n'est pas seulement à la surface du corps, dans la couche sous-cutanée que le tissu adipeux se développe : il gagne les parties internes, et envahit les organes abdominaux et thoraciques. Le cœur n'échappe pas plus que les autres viscères aux effets de ce développement parasitaire ; il se surcharge de graisse, principalement dans les sillons interventriculaires et interauriculaires. A une période plus avancée de l'obésité, les fibres charnues du cœur se trouvent envahies à leur tour, et il est digne de remarque que le tissu graisseux se dépose parfois en assez forte proportion à la pointe du cœur, dans la région où les faisceaux musculaires présentent la plus grande épaisseur.

Mais le cœur n'est pas le seul organe de l'appareil circulatoire où nous trouvions des dépôts graisseux ; on en rencontre encore sur les artères, au moins sur certains points de leur trajet, notamment dans le cerveau. Eh bien ! ce sont ces dépôts de substance adipeuse dans les mailles du tissu des artères, ou dans l'épaisseur des faisceaux musculaires du cœur qui constituent le danger prochain ou éloigné de l'obésité. Il est clair, en effet, que partout où des cellules graisseuses se mêlent au tissu des artères, soit en s'y substituant par voie de dégénérescence, soit en s'y infiltrant par voie d'écartement des fibres, elles diminuent la force de résistance des parois des artères ou du cœur, et préparent la voie aux hémorrhagies. Un clinicien consommé, le professeur Grisolle appelait souvent l'attention de ses élèves sur ce point intéressant d'étiologie médicale[1].

1. La question des relations entre l'apoplexie cérébrale ou cardiaque et l'infiltration graisseuse du cœur et des artères, a été peu étudiée dans notre pays ; mais en Angleterre, elle a été l'objet de travaux remarquables parmi lesquels nous citerons un mémoire inséré dans le tome LXV du *London medical Gazette*, sous ce titre : *On fatty degeneration of the small blood-vessels of the brain, and its relation to apoplexy.* Nous citerons encore un mémoire du docteur Barry de Londres, sur la mort subite par affection cardiaque dans ses rapports avec la dégénérescence graisseuse du cœur dans le *British medical Journal*, numéro du 5 octobre 1872.

Nous ne voulons pas dire que l'infiltration graisseuse du cœur ou des artères produite par l'obésité, soit la cause exclusive de l'apoplexie du cœur et du cerveau : mais nous pensons qu'elle joue dans ces accidents un rôle plus fréquent que celui que les traités de médecine lui assignent. Malheureusement les observations anatomo-pathologiques nous font défaut sur ce point. Mais, s'il reste quelque doute sur l'importance du rôle que joue la dégénérescence graisseuse dans l'apoplexie, le doute ne saurait subsister sur la fréquence des apoplexies et des morts subites chez les personnes obèses. Ici, il suffit à chacun de nous, pour s'éclairer, de consulter ses observations personnelles, de recueillir ses souvenirs, à propos des cas d'hémorrhagie cérébrale ou d'apoplexie cardiaque dont il a été témoin. Quant à nous, sur dix-huit personnes, que nous avons vues atteintes d'apoplexie, voici ce que nous avons observé. Seize de ces personnes, âgées de quarante-huit à soixante-quatorze ans, présentaient un état d'obésité plus ou moins prononcé, excessif chez cinq d'entre elles; deux étaient d'une complexion moyenne, et plutôt maigres qu'obèses. Des seize personnes obèses, cinq sont mortes de mort subite par apoplexie cardiaque; onze, atteintes d'hémorrhagie cérébrale, ont fini par succomber après un temps variable[1]. A Paris, où l'obésité

1. Dans le monde, on confond assez souvent ces deux genres de mort sous le nom d'apoplexie foudroyante ; mais il existe entre eux une distinction anatomique et clinique qu'il est nécessaire de maintenir. Dans la mort par apoplexie cardiaque, l'individu atteint tombe à la renverse et expire au bout de quelques secondes. C'est le cas des personnes qui sont sidérées sur la voie publique, surprises en pleine santé par la rupture du cœur ou d'un des gros vaisseaux qui y aboutissent. Dans l'apoplexie cérébrale, l'individu est frappé également à l'improviste, par suite de la rupture d'une artère cérébrale;

est une disposition physique très-commune, au moins dans certaines professions, les cas d'apoplexie cardiaque sont peut-être plus fréquents que partout ailleurs : dans la seule année 1872, ainsi qu'il résulte des relevés qui nous ont été communiqués par la préfecture de police, le nombre des cas de mort subite constatés sur la voie publique s'est élevé à 462.

Au développement du tissu adipeux dans les viscères, se rattache un phénomène physiologique que nous devons signaler dans cet exposé des effets produits par l'obésité. Chez la femme obèse, les ovaires et leurs annexes se chargent de graisse comme les autres viscècères : il n'est pas de médecin qui n'ait eu l'occcasion d'observer ce fait dans les dissections. Cet envahissement de l'organe générateur de la femme par le tissu adipeux doit être mis au rang des causes prédisposantes de la stérilité[1]. C'est à l'embonpoint précoce, si commun dans les villes chez les personnes du sexe, qu'il faut attribuer la disparition prématurée de la fécondité que nous observons chez elles, tandis que les femmes de la campagne, chez qui une vie laborieuse et sobre prévient

mais la mort n'a jamais lieu sur le coup, comme dans l'apoplexie cardiaque ; l'apoplectique continue à s'agiter, à respirer bruyamment. Parfois il conserve sa connaissance, et le plus souvent il survit plusieurs heures, plusieurs jours ou plusieurs mois.

1. La relation de l'embonpoint avec la fécondité dans les espèces animales est d'observation bien ancienne. Virgile, dans ses *Géorgiques* (livre III, v. 139), conseille aux agriculteurs, — conseil qu'il emprunte évidemment à l'expérience, — de faire maigrir les femelles de leurs bestiaux pour les rendre plus fécondes :

Ipsa autem macie tenuant armenta volentes.
Hoc faciunt, nimio ne luxu obtunsior usus
Sit genitali alvo et sulcos oblimet inertes,
Sed rapiat sitiens venerem penitusque recondat.

développement de l'embonpoint, conservent leur fécondité jusqu'à un âge relativement avancé.

En résumé, le développement du tissu adipeux à la surface du corps s'accompagne toujours d'un développement analogue dans les viscères ; ces dépôts parasitaires finissent à la longue par compromettre le jeu des organes et l'exercice des fonctions les plus essentielles ; en sorte que, comme nous le disions en commençant, l'obésité ne se présente pas toujours comme une question de malaise ou de coquetterie ; mais elle peut devenir à la longue une question de vie ou de mort.

Avant d'examiner la question du traitement de l'obésité, que nous avons surtout en vue dans ce travail, nous devons dire quelques mots des différentes circonstances de tempérament, d'âge, de profession et de régime qui paraissent influer sur le développement de l'embonpoint.

C'est un fait d'observation vulgaire que certains tempéraments semblent prédisposer à l'embonpoint : ce sont surtout les tempéraments sanguins et lymphatiques. Par contre, il semble que l'obésité soit incompatible avec un tempérament bilieux ou nerveux, du moins on l'observe très-rarement dans ces conditions physiologiques. Mais les influences de tempérament peuvent être modifiées sur d'autres influences antagonistes, et dans la pratique elles ne constituent pas un obstacle insurmontable au succès du traitement.

Nous avons fait ressortir plus haut l'influence que l'âge exerce sur le développement de l'embonpoint : nous ne reviendrons pas sur les considérations que nous avons présentées à ce sujet ; nous voulons simplement les compléter à l'aide d'une donnée anthropométrique qui peut avoir son utilité dans la pratique. Nous avons dit que c'est vers l'âge de trente-cinq ans que l'homme atteint la plénitude de son développement physique ; ses tissus musculaires et osseux cessent de s'accroître ; et si son poids augmente, ce ne peut être que par suite du développement d'un tissu parasitaire, la graisse, qui n'ajoute rien à ses forces. Il est intéressant de savoir quelles relations existent alors entre la taille et le poids du corps chez cet homme complétement développé. M. Quételet, en Belgique [1], et le docteur Hutchinson, en Angletere, ont examiné cette question; mais les résultats qu'ils ont obtenus, assez notablement différents entre eux, ne me paraissant pas s'appliquer exactement à notre race, j'ai cru devoir entreprendre à ce sujet quelques recherches qui m'ont conduit aux données suivantes :

RAPPORT ENTRE LA TAILLE ET LE POIDS DU CORPS CHEZ UN FRANÇAIS ADULTE RÉGULIÈREMENT CONFORMÉ.

Tailles.	Poids.	Tailles.	Poids.
	kilog.		kilog.
1m.50	52	1m.75	73
1m.55	57	1m.80	79
1m.60	60	1m.85	83
1m.65	64	1m.90	88
1m.70	67		

La physiologie nous apprend que l'homme perd chaque jour par la peau, sous forme de sueur ou de perspiration insensible, une quantité de matières excrétées qui n'est pas moindre de 1200 grammes, et qui s'é-

1. *Physique sociale*, tome II, page 89. — Bruxelles et Paris, 1869.

lève parfois jusqu'à 1800 grammes. Toute cause qui aura pour effet d'accroître ou de diminuer les sécrétions naturelles de la peau, agira dans un sens contraire ou favorable au développement de l'obésité. On comprend dès lors pourquoi l'embonpoint se rencontre plus fréquemment chez les personnes oisives que chez celles qui mènent une vie active; chez ces dernières, la dépense égale toujours quand elle ne la surpasse pas, la recette physiologique.

Les professions libérales qui, dans notre état social, assujettissent en général à un travail de cabinet ou à une occupation sédentaire, peuvent être considérées comme favorisant le développement de l'embonpoint : l'activité intellectuelle, la dépense cérébrale qu'elles supposent ne sont pas un obstacle à ce développement. Il est peu de professions, en effet, où l'obésité soit plus commune que dans les postes sédentaires de nos administrations, dans la magistrature, dans les professions médicale ou ecclésiastique.

Mais dans la même profession, des circonstances particulières, tenant à la nature des choses, ou au tempérament des individus, peuvent suivant les cas produire des effets différents. On a fait depuis longtemps la remarque que l'obésité est rare chez l'officier d'infanterie, tandis qu'elle est extrêmement fréquente chez l'officier de cavalerie. Dans la profession médicale, nous constatons plus souvent l'embonpoint chez le médecin à équipage de nos grandes villes, que chez le laborieux praticien des campagnes.

J'arrive maintenant au régime alimentaire. Ici, nous touchons à une des causes les plus puissantes du développement de l'obésité. Son influence est tellement prépondérante, qu'on peut dire qu'elle suffit à elle seule pour contrebalancer celle de toutes les autres causes réunies. C'est cette influence qu'on a mise à profit pour instituer le traitement de l'obésité par la méthode Banting, qui consiste dans la sélection des substances alimentaires qui composent le régime des personnes obèses.

Le régime alimentaire peut être considéré à deux points de vue, celui de la quantité des aliments, et celui de la qualité ou de l'espèce de nourriture; car, le choix des aliments n'influe pas moins que leur proportion sur le développement de l'obésité, et il convient d'envisager la question sous ce double aspect.

Pour que le corps humain puisse fonctionner régulièrement, il faut qu'il répare chaque jour les pertes incessantes qu'il fait, en s'assimilant une certaine quantité de matériaux alibiles : cette proportion varie d'ailleurs suivant l'âge, le tempérament, le climat et une foule d'autres circonstances pour le même individu; elle oscille autour d'une moyenne que l'on peut déterminer expérimentalement. Tant que cette moyenne est atteinte, tant que l'individu prélève cette ration normale, l'équilibre physiologique est maintenu ; mais, si la quantité d'aliments fournie à l'économie descend au-dessous de cette moyenne, l'individu subit un déchet et son poids diminue d'une quantité variable.

C'est cette expérimentation qui a été faite, sur une immense échelle, pendant le siége de Paris par les Allemands. Chaque habitant avait vu se réduire successivement sa ration normale, et à part un petit nombre de privilégiés, on peut dire en toute vérité, que la population de Paris fut amenée par les événements à mettre en pratique ce précepte hygiénique d'Hippocrate, qu'il faut se lever de table avec un reste d'appétit. Il est peu de personnes qui n'aient subi les effets physiologiques de ce rationnement de quatre mois. Voici les résultats que j'ai constatés sur moi-même [1], et je déclare que les privations matérielles très-réelles que j'ai éprouvées n'avaient rien d'excessif, et qu'elles ont agi plutôt par leur durée que par leur intensité. Je me suis pesé le 26 décembre 1870, c'est-à-dire près de trois mois après le début du siége : en comparant le résultat de cette pesée avec celui que j'avais obtenu au mois de février 1870, je constatai une diminution de poids de 6 kilogrammes. La pesée de décembre accusait 79 kilogrammes : c'était donc une perte de 7 0/0 environ que j'avais subie par l'effet du rationnement. Dans certaines classes de la population, les privations ont été portées fort loin ; mais on peut dire que partout l'effet produit a été en raison de l'intensité de la cause. Nous ferons remarquer que le déchet physiologique, que l'on observe en pareil cas, porte sur toute l'économie, mais que le tissu adipeux sous-cutané est plus vite et plus gravement atteint que les tissus musculaires ou osseux.

La qualité ou la nature des aliments exerce une influence encore plus décisive sur l'augmentation ou la diminution de la matière adipeuse de l'économie. Revenons encore à ce siége de Paris, qui est si plein d'enseignements de tous genres. Ceux qui ont vécu, à cette époque, dans la capitale se souviennent que dès les premiers jours de l'investissement, quelques catégories d'aliments disparurent presque absolument de la con-

1. Voir *Gazette médicale de Paris*, numéro du 8 janvier 1871.

sommation : de ce nombre furent les corps gras. Soit disette réelle, soit spéculation, les huiles et les graisses comestibles devinrent au bout de quelques jours à peu près introuvables. Pour ma part, j'ai ressenti cette privation des corps gras plus vivement peut-être que celle de la viande ; ce qui se comprend d'ailleurs, si l'on songe que ces substances sont employées en général comme condiments, et que le riz, le seul des féculents que nous eussions en abondance et qui revenait à tous nos repas, n'était tolérable qu'à la condition d'être convenablement assaisonné. Si l'on songe maintenant à l'importance du rôle que jouent les corps gras dans l'alimentation normale d'un Parisien, importance attestée par la consommation énorme qui s'en fait dans la capitale [1], on arrive à se convaincre que c'est, pour une bonne part, à cette disette des corps gras qu'il faut attribuer le déchet physiologique que chaque assiégé put constater sur sa personne, car le pain et et la viande, que le gouvernement de la Défense regardait à tort comme les seuls aliments de première nécessité, ne furent réduits à une ration réellement insuffisante, que dans la seconde quinzaine de décembre 1870, et l'amaigrissement pour chacun de nous avait commencé bien avant cette époque.

Les corps gras ont certainement eu une grande part dans la production des faits que nous signalons ; mais ils ne sont pas la seule classe d'aliments qui influe sur le développement du tissu adipeux dans l'économie.

1. D'après le Bulletin de statistique municipale, la consommation en beurre, lard, graisse et huile d'olives s'est élevée, pendant l'année 1869, au chiffre de 15 328 000 kilog., ce qui fait ressortir à près de 28 grammes par jour la consommation individuelle.

Dans la grande discussion qui eut lieu en 1843, à l'Académie des sciences, sur le rôle des aliments dans la nutrition, il fut établi que certaines espèces animales sont capables de former de la graisse, sans l'intervention de matières grasses; que dans l'immense majorité des cas, la production de la graisse dérive d'une alimentation variée, où les substances hydrocarbonées (dont la graisse et les féculents sont le type) jouent le principal rôle. Ceci nous amène à dire quelques mots de la composition des aliments.

Considérés au point de vue special où nous nous plaçons, les matériaux de l'alimentation peuvent être rapportés à deux classes : les aliments *albuminoïdes ou azotés*, et les *aliments hydrocarbonés*. La première classe comprend l'albumine, la caséine, la fibrine, la gélatine; la deuxième comprend les corps gras (beurres, huiles, graisses, etc.), les matières féculentes qu'on extrait des grains ou des racines des végétaux, enfin les matières sucrées et les boissons alcooliques. Les travaux des physiologistes modernes ont établi la possibilité de la transformation des matières hydrocarbonées en graisse dans l'économie animale. Mais sur la question de savoir si les substances albuminoïdes ou azotées se prêtent également à cette transformation, les savants sont loin d'être unanimes. Tandis que l'école allemande avec Moleschott, nie la possibilité d'une pareille transformation, en France M. Boussingault professe qu'un régime suffisamment azoté, bien que dépourvu de ma tières grasses, suffit pour produire l'engraissement sur les animaux qui le consomment. Sans vouloir entrer ici dans une discussion qui n'est pas complétement vidée, nous ferons remarquer en passant que la pratique médicale dépose en faveur de la manière de voir de M. Maleschott, et fournit une preuve *à posteriori* de son exactitude. Car M. Banting, pour ne citer que cet exemple, tout en mangeant des quantités considérables de substances azotées, et ne réduisant dans son régime que les aliments hydrocarbonés, était parvenu à se débarrasser de son embonpoint excessif, sans déperdition de force musculaire, preuve évidente que ce régime n'avait agi que sur le tissu adipeux.

TRAITEMENT DE L'OBÉSITÉ.

On peut ramener à deux les moyens employés dans le traitement de l'obésité : 1° la sudation méthodique, obtenue à l'aide du bain tiède, du bain de vapeur, de l'ingestion d'eaux minérales alcalines : c'est ce que nous appellerons la médication hydrothermale; 2° le régime alimentaire ou diète d'amaigrissement, plus connu à l'étranger sous le nom de traitement Banting : il consiste, comme nous l'avons dit, dans l'emploi rationnel de certaines classes d'aliments et l'exclusion plus ou moins complète de ceux que la physiologie reconnaît comme propres à développer le système adipeux. L'expérience médicale établit que l'obésité peut être traitée avec succès par l'une ou l'autre de ces deux méthodes; mais en les associant l'une à l'autre, dans des proportions qui peuvent varier, suivant les convenances ou l'état du sujet, on obtient des résultats plus satisfaisants et plus prompts.

Que l'on ait recours à une seule médication, ou qu'on les emploie simultanément, il est une règle à observer dans les deux cas, c'est que le traitement doit être dirigé de telle façon, que le sujet n'éprouve ni malaise ni fatigue, ce qui impose au médecin l'obligation de procéder, dans le début surtout, avec certains ménagements, de surveiller les effets produits du côté des fonctions générales, et d'aviser suivant le cas, tantôt en modérant ou même suspendant temporairement la médication, s'il survient des troubles fonctionnels, tantôt en l'activant, si elle est bien supportée. Il est facile d'ailleurs de se rendre un compte exact des résultats du traitement, en soumettant le sujet à des pesées périodiques. Quant à la durée du traitement, on ne saurait la fixer à l'avance d'une manière précise; elle dépend d'un certain nombre de circonstances variables, auxquelles le médecin doit toujours avoir égard.

TRAITEMENT HYDROTHERMAL.

Le traitement hydrothermal de l'obésité, tel que nous le prescrivons au Mont-Dore, consiste dans l'emploi de l'eau minérale en bains tièdes, bains de vapeur et boissons. Nous allons examiner ces trois éléments de la médication.

§ 1. *Bain tiède*. — Le bain tiède est le premier degré de la médication thermale. Il est facile d'expliquer son rôle thérapeutique : il excite et active les fonctions de la peau, en la débarrassant de l'enduit sébacé qui la recouvre et met obstacle aux phénomènes d'exhalation. Nous savons que la quantité de fluide exhalée à travers la peau s'élève en moyenne à 1200 grammes par jour, et que dans ces produits de la perspiration cutanée, on rencontre toujours de l'acide carbonique. Nous savons aussi, par les expériences de Bouley et Fourcault, qu'en supprimant, à l'aide d'enduits imperméables, l'évaporation à la surface du corps chez les animaux, on provoque chez eux du malaise, des désordres fonctionnels et finalement la mort, accidents qui sont dus à l'accumulation anormale de l'acide carbonique dans le corps.

Chez les personnes, à qui les soins de propreté font défaut, l'enduit sébacé, en s'épaississant, joue, dans une certaine mesure, le rôle de cette couche imperméable. Le docteur Brémond a parfaitement établi [1] qu'il est un obstacle invincible à l'absorption cutanée des médicaments; et que l'absorption se produit au contraire, quand on a fait disparaître cet enduit sébacé par des frictions, ou à l'aide d'un bain suffisamment chaud (36°) pour le dissoudre. Il est donc présumable que la même cause met obstacle au libre dégagement de l'acide carbonique et sans doute d'autres principes encore, et

1. Voir *Comptes rendus de l'Académie des sciences*, numéro du 24 juin 1872.

c'est là certainement une condition défavorable dans le traitement de l'obésité par la sudation.

Mais ce n'est là qu'un rôle préparatoire, et le bain n'a pas seulement pour effet de faciliter l'exercice des fonctions cutanées, il est un puissant agent de sudation. On sait par les expériences de M. Durrieu, confirmées par celles que M. Jamin (de l'Institut) a entreprises à Néris pendant la saison thermale de 1872[1], qu'un individu conserve un poids à peu près invariable dans un bain dont la température est modérée et qu'on a nommée isotherme ; qu'il gagne et absorbe, si la température est abaissée ; qu'il perd, au contraire, si elle est élevée ; et cette perte croît très-rapidement quand l'échauffement de l'eau augmente au delà de 36 degrés. Les expériences de M. Jamin montrent, qu'après un bain d'une heure, à une température de 34 degrés et demi, la perte de poids du corps s'élève en moyenne à 250 grammes. Nos expériences personnelles nous ont appris qu'en portant le bain à une température de 38 degrés, la perte de poids peut aller, après 45 minutes, à 480 grammes.

Mais une explication est ici nécessaire, pour apprécier à sa juste valeur l'influence du bain chaud sur la diminution du poids du corps. A l'état normal, l'homme perd par la transpiration cutanée (sueur ou perspiration insensible) environ 75 grammes par heure. L'observation prouve également que cette perte normale diminue considérablement dans les deux heures qui suivent le bain, pour reprendre après sa marche régulière.

1. Voir *Comptes rendus de l'Académie des sciences*, numéro du 8 juillet 1872.

Il faut donc tenir compte de ce phénomène, qui atténue les effets de la sudation. Ainsi, revenons à l'observation qui nous est personnelle et dans laquelle nous avons constaté une diminution de poids de 480 grammes après le bain. Ce chiffre ne doit pas être pris pour base d'évaluation de l'effet utile; il doit subir une réduction. En effet, d'après ce que nous avons dit plus haut, un adulte perd par la transpiration 75 grammes pour une heure, soit 1800 grammes en 24 heures; s'il prend un bain à 38 degrés, en supposant que les effets de déperdition ne fussent pas modifiés après le bain, on trouve qu'il aurait perdu 2280 grammes. Mais il faut tenir compte de la modification que subit l'exhalation cutanée après le bain; et la perte totale éprouvée par le corps dans les 24 heures se réduit alors à environ 2100 grammes. En sorte que, la perte réelle du corps ou l'effet utile du bain est représenté par la différence de 1800 grammes à 2100, soit 300 grammes au lieu de 480.

Nous avons établi nos chiffres, en admettant qu'il s'agit d'un homme de complexion moyenne. Pour une personne obèse, les effets sont toujours plus considérables; mais nous devons faire remarquer que, dans ce cas, le sujet supporte malaisément un bain d'une température de 38 degrés, surtout si la durée du bain dépasse une demi-heure. On obtient des résultats satisfaisants en prenant des bains à 36 ou 37 degrés, d'une durée que l'on porte progressivement de 30 à 50 minutes. Ces précautions sont d'ailleurs indispensables au Mont-Dore, où la cure est toujours marquée au début par des phénomènes d'excitation.

Enfin nous devons ajouter qu'au Mont-Dore le bain

est contre-indiqué à l'approche des orages. Le docteur Bertrand avait fait la remarque, qu'à ce moment la quantité d'acide carbonique, contenue dans l'eau des baignoires, s'accroît considérablement, et il attribuait à ce dégagement insolite de gaz le malaise constant qu'éprouvent les malades pendant le bain. Les découvertes de la physiologie moderne semblent confirmer cette manière de voir. Nous savons en effet qu'à l'état normal, le corps exhale non-seulement de la vapeur d'eau, mais une certaine quantité d'acide carbonique : or, dans une eau qui est saturée de ce gaz, il est rationnel d'admettre que le dégagement de l'acide carbonique est arrêté ou singulièrement restreint, et nous avons vu que cet arrêt momentané d'une sécrétion naturelle, s'accompagne toujours de malaise.

§ 2. Salle d'aspiration. — La salle d'aspiration de vapeur nous fournit un moyen aussi simple qu'efficace pour provoquer la sudation chez les personnes obèses, et, disons-le tout de suite, il est plus volontiers accepté que le bain. Les salles d'aspiration sont, comme on sait, alimentées par un courant de vapeur minérale, qui en élève la température jusqu'à 25, 30 et au maximum 32 degrés centigrades. Les personnes en traitement pénètrent dans la salle, recouvertes d'un simple vêtement de laine. Au bout de quelques minutes, la sudation s'établit et persiste pendant toute la durée de ce bain de vapeur, durée que l'on règle suivant l'effet qu'on se propose d'obtenir.

Mais la sudation n'est pas le seul résultat que l'on doive avoir en vue dans les salles d'aspiration, au moins quand il s'agit de personnes obèses. Nous recommandons à ces personnes de faire des inspirations profondes, de manière à dilater largement la cavité thoracique. Cette gymnastique respiratoire produit à la longue plus de facilité dans les mouvements d'inspiration et d'expiration, et contribue à diminuer cette oppression, improprement appelée asthme, dont se plaignent les personnes obèses, et qui est produite par l'accumulation de la graisse autour des organes respiratoires à la poitrine, et au cou.

§ 3. Cabinet de douches a vapeur. — Le cabinet de douches à vapeur remplit le même but que la salle d'aspiration; mais, par ses conditions d'installation toutes différentes, il permet d'obtenir des effets beaucoup plus puissants. La salle d'aspiration est une vaste pièce pouvant recevoir de quarante à cinquante personnes; la température de l'atmosphère de vapeur minérale qu'on y respire, toujours plus élevée que celle de l'air extérieur, dépasse rarement trente degrés. Le cabinet de douches est une cellule de six à dix mètres cubes de capacité, dans laquelle débouche un jet de vapeur, qui peut élever rapidement la température du cabinet à 40, 50 et même 60 degrés. Les explications dans lesquelles nous allons entrer, nous permettront de nous rendre compte des effets que produit cette température élevée sur le corps humain.

L'exhalation cutanée n'est considérée, dans les traités classiques de physiologie, que comme une fonction dont l'objet spécial est d'éliminer du corps certains éléments ou résidus devenus impropres à la nutrition; mais ce rôle d'émonctoire, certainement très-important, n'est pas le seul qu'elle joue dans l'économie; elle en remplit une autre physique ou mécanique, sur lequel les théories toutes nouvelles de la transformation des forces tendent à jeter un grand jour. « Dans l'industrie, dit M. Delaunay (*Mécanique rationnelle*, page 577), quand une machine est destinée à marcher pendant un temps un peu long, il importe que son mouvement soit uniforme ou du moins ne s'écarte pas beaucoup de l'uniformité. Pour réaliser cette condition, la mécanique industrielle a recours aux volants et aux régulateurs à force centrifuge. Les régulateurs servent à conserver à la vitesse de la machine une valeur moyenne à peu près invariable, et les volants à empêcher que la vitesse de la machine s'écarte trop de cette valeur moyenne. »

Eh bien! le rôle que les volants ou les régulateurs jouent dans les machines industrielles, la transpiration le remplit, sous une forme ingénieuse, dans la machine humaine : elle régularise les effets du travail physiologique, et assure aux fonctions cette régularité, cette uniformité que nous admirons. Supposons maintenant que le corps soit soumis à l'influence d'une cause extérieure, de nature à activer le travail physiologique, par exemple à une température élevée. à un exercice violent. Cette cause aura pour effet de modifier la température propre de l'individu; la chaleur animale tendra à s'accroître; par suite, la circulation, la respiration tendront à s'activer. C'est ici que la transpiration intervient pour modérer cet accroissement de la chaleur naturelle, et lui conserve sa valeur moyenne; il pourra se produire de légers écarts; mais les occillations ne dépasseront jamais une certaine limite.

Que se passe-t-il quand une personne entre dans un

cabinet de douche à vapeur, dont on élève progressivement la température? Tant que cette température n'excède pas 30 à 35 degrés, la transpiration est modérée; mais aussitôt que le thermomètre dépasse la limite de 36 à 37 degrés, chiffre normal de la chaleur animale, les fonctions de la peau s'exagèrent, et si l'on porte la température du cabinet à 45 et 50 degrés, la sécrétion cutanée s'accroît dans de rapides proportions, la chaleur propre de l'individu change peu, et les modifications qu'elle subit n'affectent que la surface du corps.

Dans le traitement auquel nous soumettons les personnes obèses, rhumatisantes ou autres, pour lesquelles la douche de vapeur est indiquée, nous atteignons rarement la température de 50 degrés, limite qui d'ailleurs ne doit jamais être dépassée, non-seulement parce qu'avec des températures moins élevées nous obtenons des effets suffisamment énergiques, mais parce qu'il y aurait des inconvénients graves à franchir cette limite. La question de la résistance du corps aux températures élevées a été étudiée par les physiologistes dans un but trop exclusivement théorique, et les conclusions cliniques qu'on en a déduites nous semblent par trop optimistes, ou du moins ne doivent être acceptées qu'avec de fortes réserves.

Les traités classiques de physiologie sont unanimes à proclamer la sensation de bien-être qu'on éprouve, quand on est enfermé dans une étuve chauffée à 40, 50 et 60 degrés, et l'innocuité absolue de cette épreuve. Ces dires reposent sur une ou deux observations tout au plus. Mais nous tous, médecins des stations thermales, qui avons un champ d'expérience bien plus étendu, et qui, au

Mont-Dore spécialement, voyons passer des centaines de personnes dans des salles surchauffées, nous devons protester contre ces affirmations trop absolues de la théorie. Il n'est pas vrai, du moins dans la majorité des cas, et surtout quand la température s'élève au-dessus de 40 degrés, que la sensation éprouvée par le sujet soumis à la douche à vapeur soit celle du bien-être; ce que nous observons au contraire, c'est de l'agitation fébrile, du malaise, de l'anxiété; et il n'est pas un malade qui, après quelques minutes de cette épreuve, n'en attende la fin avec impatience; très-souvent il faut arrêter le jet de vapeur et abréger la séance.

Ajoutons que les syncopes ne sont pas rares dans les cabinets, et que les affections cardiaques sont une contre-indication formelle à l'emploi de la douche de vapeur. S'il faut exprimer toute notre pensée, nous dirons que le bain de vapeur, à haute température, constitue une médication précieuse, héroïque, mais qu'il est du devoir du médecin de surveiller le thermomètre à la main, et sans perdre une seule minute de vue son malade.

Malgré le temps fort court que les malades passent dans le cabinet de douche de vapeur (trois à dix minutes), la quantité d'eau ou de vapeur d'eau exhalée par la peau pendant le bain est toujours considérable; elle n'est pas moindre de deux à trois cents grammes. Mais l'excitation produite par le séjour dans ce milieu surchauffé ne s'éteint pas immédiatement. Le sujet qui, comme on sait, est enveloppé de laine, est installé à sa sortie du cabinet dans une chaise à porteur; on le transporte dans cet équipage à son hôtel, où il est couché dans un lit chauffé à l'avance. Pendant les quelques heures qu'il passe ainsi dans le lit, les effets de sudation se continuent avec une intensité variable. Pour les activer, il suffit de faire boire au malade un demi-verre ou un verre d'eau minérale.

Il serait difficile de préciser par des chiffres les effets de la transpiration provoquée par la douche à vapeur, soit primitivement dans le cabinet de douche, soit consécutivement par le repos du lit : mais les expériences bien connues de Delaroche peuvent suppléer à ce qui nous manque, et bien qu'il ait opéré sur des bains d'air à l'étuve sèche, ses résultats ne sauraient différer beaucoup de ceux que nous obtenons avec le bain d'air humide ou bain de vapeur. Ce médecin rapporte qu'ayant fait entrer un homme dans une étuve dont la température, au début, de 41 degrés, fut portée progressivement à 53, cet homme, après un séjour de dix minutes dans l'étuve, avait perdu 310 grammes de son poids; porté ensuite dans son lit, il perdit encore 1600 grammes par la transpiration.

On voit par les données qui précèdent quels moyens puissants la médication hydrothermale met à notre disposition pour le traitement de l'obésité; et ce qui n'importe pas moins, c'est que le médecin et le sujet lui-même peuvent régler et graduer à volonté les effets de cette médication. Par le bain tiède, on peut obtenir une diminution moyenne de 250 grammes dans le poids du corps; par le bain de vapeur combiné avec la sudation au lit, on obtient une seconde diminution qui n'est pas moindre de 500 à 600 grammes. Il est bien évident qu'une personne, même de constitution robuste, ne pourrait être soumise, d'une manière continue, à un pareil régime; le traitement hydrothermal ne peut être accepté et toléré, qu'à la condition d'être intermittent;

mais ce n'est là qu'une question accessoire, qui modifie la durée du traitement sans en compromettre le succès.

DIÈTE D'AMAIGRISSEMENT.

La diète d'amaigrissement, ou système Banting, consiste, comme nous l'avons dit, dans l'exclusion méthodique des substances alimentaires qui peuvent favoriser le développement du tissu adipeux.

Si nous nous rappelons ce que nous avons dit plus haut, que les matériaux de l'alimentation peuvent être rangés dans deux classes différentes par la composition chimique, substances hydrocarbonées et substances azotées ; si nous nous rappelons en outre, qu'il résulte des expériences et des observations faites sur les espèces animales et sur l'homme, que les aliments hydrocarbonés concourent plus efficacement que les autres au développement du tissu adipeux, il suffira, pour formuler la diète d'amaigrissement, de rechercher, parmi les substances qui servent à l'alimentation, celles qui contiennent la plus forte proportion d'éléments hydrocarbonés. C'est ce que nous avons fait : nous avons dressé un tableau des principales substances alimentaires qui entrent dans la consommation courante, celles du moins qui ont été l'objet d'analyses rigoureuses; nous donnons ici leur teneur en principes hydrocarbonés ; mais pour rendre le tableau plus complet et plus instructif, nous y avons joint la proportion des aliments azotés, car il est peu de substances qui ne contiennent à la fois ces deux principes.

COMPOSITION DES SUBSTANCES ALIMENTAIRES AU POINT DE VUE DE LA DIÈTE D'AMAIGRISSEMENT.

§ 1er. ALIMENTATION VÉGÉTALE.

	Matières hydrocarbonées[1]	Matières azotées[2]		Matières hydrocarbonées	Matières azotées
Froment.......	64,6	17,2	Fraises........	5,8	»
Seigle.........	75,4	12,8	Abricots.......	8,7	»
Riz...........	90,4	7,5	Pommes (reinette).......	13,9	»
Orge..........	79	12,9	Prune Mirabelle	8,6	»
Avoine........	50,8	17	Reine-Claude...	5,5	»
Maïs..........	80,6	12,3	Orange........	8,5	»
Sarrasin.......	60	10	Framboises....	7	»
Maranta (tapioca)..........	30	»	Pêche.........	1,9	»
Haricots.......	48,5	24	Poire (St-Germain).......	8,7	»
Pois..........	50	23,4	Chasselas frais.	9,4	»
Lentilles......	50	26	Id. conservé.	16	»
Fèves.........	52	25	Groseilles......	6,4	»
Pommes de terre	19,3	1,4	Figues violettes.	11,5	»
Châtaignes.....	69	4,1	Noix..........	3,6	»
Café (grains)...	27,5	14	Amandes.......	24,2	»
Thé (feuilles)...	25	18	Cerises (bigarreaux)........	8,2	»
Cacao.........	62,6	13			
Chocolat.......	64	22			

§ 2. ALIMENTATION ANIMALE.

	Matières hydrocarbonées	Matières azotées		Matières hydrocarbonées	Matières azotées
Lait de vache...	9,2	3,7	Huîtres...	1,5	13,4
Œuf.....	11,8	13,5	Moules........	2,4	11,7
Veau..........	16,5	16	Homard.......	1,1	19
Mouton........	40,5	12.5	Fromage de Brie.	25	18
Bœuf..........	20	15	Roquefort......	30,1	26,5
Porc..........	50	10	Gruyère.......	24	31
Foie de veau...	5,6	20	Neuchâtel.....	40	8
Saumon......	4,8	13,6	Fromage à la crème.......	65,8	18
Maquereau.....	6	24	Fromage à la pie..........	9,4	15
Sole..........	0,2	11	Beurre........	82	4
Carpe........	1	22,7			
Anguille.......	23,8	13			

1. Comprenant l'amidon, le sucre, les matières grasses ou gommeuses; pour les fruits en particulier, ces chiffres expriment les proportions de matière sucrée.

2. Comprenant le gluten, l'albumine, la caséine.

§ 3. BOISSONS.

	Matières hydro-carbonées.	Matières azotées.
Café (infusion de 1 litre d'eau avec 100 gr. de café).....	9,94	7,15
Thé (infusion de 1 litre d'eau avec 20 gr. de thé.........	3,7	1,3
Lait (1 litre)...	90	36
Café au lait (100 gr. de café avec lait 900 gr.)..	89,9	33,8
Bouillon de bœuf dégraissé (1 litre)........	1,9	12
Chocolat au lait (100 gr. de chocolat, lait 900 gr.).....	145	54,4
Alcool à 48° (eau-de-vie de table).........	381	9,09
Vin de Bordeaux (1 litre).....	92	1,35
Bière de Fanta.	78	5,26
Vin de Marsala...........	238	1,10
Vin de Champagne.......	121	»
de Mâcon.....	115	»

A l'inspection de ce tableau, on voit que, parmi les céréales, le riz tient le premier rang par la forte proportion de principes hydrocarbonés qu'il renferme; il doit donc être exclu rigoureusement de la diète d'amaigrissement. Les farines de froment, de sarrasin et d'avoine méritent la préférence sur les autres.

Bien que l'analyse quantitative du tapioca ne soit connue que partiellement, nous voyons que, par sa faible teneur en principes hydrocarbonés, ce produit alimentaire peut rendre de grands services à la thérapeutique de l'obésité. Dans la préparation du potage, il est certainement préférable au pain, qui contient au moins une proportion double de matières hydrocarbonées. Les pâtes d'Italie (vermicelle, macaroni, etc.) doivent être mises à peu près sur la même ligne que le tapioca. En effet, ces pâtes sont préparées avec du *grano duro*, variété de blé très-riche en gluten, dont on n'utilise que les couches superficielles, et dont on rejette la partie centrale presque exclusivement amylacée. Le macaroni, le vermicelle et autres pâtes préparées de cette manière ne contiennent pas plus de 40 à 45 pour 100 de matières hydrocarbonées, et doivent être par conséquent recommandées dans le traitement de l'obésité.

De tous les végétaux féculents, la pomme de terre est celui qui contient la plus faible proportion de principes hydrocarbonés ; ce tubercule doit donc entrer dans la diète d'amaigrissement. Mais il a l'inconvénient d'être extrêmement pauvre en matières azotées (la proportion est à peine de 1 1/2 pour 100) ; en lui donnant une place trop grande dans le régime, on risquerait donc d'agir sur le système musculaire en même temps que sur le tissu adipeux ; or, un traitement bien dirigé doit s'attaquer exclusivement à la graisse et respecter les forces musculaires.

La châtaigne, qui contient 60 pour 100 de matière féculente et 9,5 pour 100 de sucre, au total près de 70 pour 100 de matières hydrocarbonées, doit être exclue du régime de l'obésité.

Les aliments tirés du régime animal présentent, au point de vue de leur composition, les plus grandes variétés. D'une manière générale, on peut dire que les viandes de boucherie sont plus riches en éléments hydrocarbonés que la chair des poissons ; et si nous comparons, par exemple, une côtelette de mouton à un filet de sole, on trouve que la proportion de matière hydrocarbonée est de 1 à 202, tandis que la sole contient à peu près autant de principes azotés que le mouton. Aussi le poisson, en général, est-il le mets classique de la diète d'amaigrissement.

Parmi les viandes de boucherie, il y a un choix à

faire, et ce choix est indiqué par les chiffres que nous avons inscrits en regard de chaque espèce d'aliments : le veau et le bœuf doivent être préférés; la viande de porc doit être interdite d'une manière absolue.

Le gibier, les oiseaux, la volaille ne figurent pas dans notre tableau ; il n'existe pas, à notre connaissance, d'analyse de la chair de ces animaux ; la pratique médicale semble établir que la chair des oiseaux et de la volaille peut être assimilée à celle du veau, au point de vue des effets spéciaux que nous avons en vue. Quant au gibier, nous n'avons pas dans notre pratique de faits qui nous permettent de nous prononcer sur la valeur de ce genre de nourriture, dans la diète d'amaigrissement.

Nous ferons remarquer en passant que les viscères des animaux (foie, cervelle, rognons) contiennent une quantité relativement faible de principes hydrocarbonés, en sorte que cette catégorie d'aliments peut être prescrite sans inconvénient aux personnes qui ont la digestion facile et n'ont pas d'ailleurs de répugnance à cet endroit.

L'œuf constitue, pour les personnes obèses, un excellent aliment, puisqu'il contient une faible quantité de matières hydrocarbonées, et qu'il est au contraire riche en principes azotés. Le beurre, qui contient plus de 80 pour 100 de matières azotées, doit être supprimé comme hors-d'œuvre, et considérablement réduit comme condiment. En général, nous prodiguons trop les corps gras dans nos apprêts culinaires ; la cuisine anglaise, qui est parvenue à les éliminer, est préférable à tous les points de vue, mais surtout au point de vue de la diète d'amaigrissement.

Le tableau que nous avons dressé pour les liquides montre que le bouillon ordinaire est d'un excellent emploi dans le traitement de l'obésité. Le lait, le café au lait, mais surtout le chocolat au lait doivent être interdits ou n'être employés qu'avec ménagement. Parmi les vins, le bordeaux est le cru qui mérite la préférence ; les vins du Midi, d'Espagne et de Portugal, ainsi que les liqueurs sirupeuses, sont contre-indiqués aux personnes obèses.

Mais de toutes les boissons fermentées qui entrent dans la consommation, celle qui doit être le plus rigoureusement interdite dans notre régime spécial, c'est la bière. C'est à l'abus de cette boisson, qu'il faut surtout attribuer cet embonpoint exagéré, qui semble être l'attribut de certaines professions et de certaines races : il est d'observation que les limonadiers et les habitués, les clients sédentaires des brasseries, sont en général des personnes obèses. Mais c'est surtout dans les pays où il se fait une consommation considérable de bière, dans la Flandre, en Allemagne, en Angleterre principalement, que l'on rencontre les cas d'obésité les plus nombreux et les plus remarquables. Ces hommes que nous voyons cités, à titre de monstruosités, dans les revues anglaises, Édouard Bright, par exemple, qui, à vingt-neuf ans, présentait, sous une taille de 1m,86, une circonférence de 1m,92, mesurée au niveau de l'ombilic, étaient tous des buveurs de bière. L'analyse de cette boisson rend bien compte des effets d'engraissement qu'elle produit. Il résulte, en effet, des essais de M. Lebaigue que la bière Fanta (les bières anglaises sont encore plus riches en principes hydrocarbonés) contient par litre 54 grammes d'alcool et 39 grammes d'un extrait solide, qui donne à l'analyse près de 60 pour 100 de matière hydrocarbonée. C'est à ce dernier élément plus encore qu'à l'alcool que la bière doit la propriété que nous signalons.

Nous nous sommes abstenu de parler du sel, et de le faire figurer sur notre tableau, bien que, dans l'opinion commune, il passe pour exercer une certaine influence sur le développement du tissu adipeux. « La plus grande partie du sel que nous ingérons, dit M. Sée[1], traverse rapidement l'organisme et s'élimine par les urines ; aussi la proportion de sel marin qui existe dans les aliments est, en général, insuffisante pour reconstituer nos organes, stimuler les fonctions digestives, activer la nutrition. Boussingault a prouvé, en effet, par les expériences les plus précises, que le sel ne possède par lui-même aucune valeur nutritive; les animaux n'augmentent pas de poids lorsque la ration d'entretien est additionnée de sel.... » Il n'y a donc pas de prescription à formuler au sujet de l'emploi du sel dans le traitement de l'obésité : chaque sujet doit consulter son goût à cet égard.

Par un motif semblable, nous laissons aux personnes qui en ont l'habitude, le libre usage du tabac : par la salivation qu'il provoque, le tabac semble d'ailleurs plutôt favorable au traitement de l'obésité.

Dans la pratique, il est un point essentiel que le médecin ne doit jamais perdre de vue, quand il formule le traitement diététique, c'est que tout en réduisant à leur plus simple expression les matériaux hydrocarbo-

1. *Leçons de pathologie expérimentale*, page 145.

nés, il doit s'appliquer à ne pas diminuer la ration normale de principes azotés. Cette ration, qui varie d'un individu à l'autre, suivant le sexe, l'âge, la constitution, la capacité digestive et une foule d'autres circonstances, peut néanmoins être établie, par voie d'évaluation moyenne, à l'aide des données suivantes, qui fournissent la teneur en principes azotés et hydrocarbonés des aliments de consommation commune :

RATION NORMALE D'UN BOURGEOIS DE PARIS.

	Poids.	Matériaux	
		azotés.	hydrocarbonés.
	gr.	gr.	gr.
Pain à la main	480	92	351
Pain ou pâtes pour potages	60		
Bouillon et lait	180	8	15
Viande	320	45	63
Légumes et féculents	270	34	109
Beurre et corps gras	65	2	65
Fromage	55	10	12
Fruits	95	1	8
Vin, bière ou liqueurs	785	1	96
Café	125	1	1
Sucre	40	»	40
	2575	194	760

D'après M. Dumas, un individu bien constitué doit consommer par jour 154 grammes de carbone et 22 gr. 5 d'azote. Les chiffres de notre tableau correspondent à 160 de carbone et 28 d'azote; mais il faut dire que les données de M. Dumas ont été établies sur la ration réglementaire du soldat français, laquelle est notablement moins riche en principes azotés que celle du bourgeois de Paris, que nous avons cru devoir prendre ici comme un type plus approprié aux conditions de cette étude.

Dans la pratique, on pourra donc réduire la proportion des matières hydrocarbonées que nous fixons à 760 grammes en vingt-quatre heures; mais l'alimentation devra être calculée de telle façon que la proportion de matières azotées ne descende pas trop au-dessous de 194 grammes.

DU TRAITEMENT
DE L'OBÉSITÉ

PAR

LA MÉTHODE BANTING.

CONFÉRENCE

SCIENTIFIQUE ET POPULAIRE, FAITE DANS LA SALLE DU KONIGSBAU, A STUTTGART, LE 23 DÉCEMBRE 1865,

par le Professeur **DE NIEMEYER**

Médecin consultant de S. M. le roi de Wurtemberg

Je veux appeler votre attention sur un événement qui a eu un certain retentissement dans ces dernières années, et a excité à un haut dégré l'intérêt du monde savant. Cet événement, dont je vais exposer devant vous les importants résultats, est l'apparition d'une brochure anglaise publiée à Londres par William Banting, sous le titre *A letter on corpulence.* L'auteur raconte comment il s'y est pris pour combattre avec succès l'obésité, et il exprime l'espoir qu'un récit détaillé des moyens qu'il a mis en œuvre pourrait être de quelque utilité pour ceux qui sont affligés, comme il l'était lui-même, d'un embonpoint excessif.

L'attention du public est assez souvent sollicitée par le récit de cures merveilleuses, qu'accompagne invariablement l'exposé du traitement suivi en pareil cas. Les colonnes des journaux sont remplies de ces sortes de communications; mais la brochure de M. Banting, disons-le tout de suite, n'a rien qui ressemble à cette forme de charlatanisme.

Une annonce qui donne l'adresse d'un établissement où l'on traite certaines maladies, ou bien celle de l'inventeur d'un remède infaillible, trahit suffisamment son origine, et met le lecteur intelligent sur ses gardes; mais il ne peut venir à l'esprit de personne de voir une réclame de ce genre dans la brochure de M. Banting. Les deux premières éditions en ont été publiées à ses frais. Il s'exprime avec une réserve parfaitement désintéressée; il recommande expressément au lecteur de prendre l'avis d'un homme de l'art, et pousse le scrupule jusqu'à omettre dans les premières éditions le nom du médecin à qui il doit sa guérison. Vous comprenez donc qu'en écrivant cette brochure, l'auteur n'a été dirigé par aucune pensée personnelle, mais qu'il était animé des meilleures et des plus pures intentions.

Je vous signalerai encore une autre différence entre le mémoire de M. Banting et les autres publications de ce genre. D'habitude les auteurs de ces brochures produisent à l'appui du traitement qu'ils préconisent des lettres de personnes étrangères à la médecine: ces lettres sont toutes conçues dans des termes d'une admiration excessive; elles élèvent aux nues l'empirique qui a doté le monde d'un remède nouveau, et proclament ce remède comme une panacée applicable à tous les maux: on ne saurait adresser ce reproche à la brochure de M. Banting.

L'expérience qu'il a faite sur lui-même, et qui lui a

si complétement réussi, l'a conduit à penser que le même traitement réussirait également aux personnes affligées de la même infirmité que lui ; mais il se garde bien de conseiller l'emploi de sa médication à ceux qui auraient à traiter un autre mal que l'obésité. Il y a plus : il prévient même le lecteur que cette médication ne peut s'appliquer, avec quelques chances de succès, qu'à certains cas d'obésité. Cette restriction judicieuse, qui fait honneur au sens pratique et à la circonspection toute britannique de M. Banting, est complétée par la recommandation expresse qu'il fait de ne se soumettre à ce régime qu'avec l'assistance d'un médecin.

Je regrette de ne pouvoir vous faire connaître ici que par extraits, cette brochure pleine d'originalité et d'intérêt. M. Banting, c'est lui qui nous l'apprend, est un homme de soixante-six ans ; il a mené une vie très-active pendant cinquante ans, et ce n'est que tout récemment qu'il s'est retiré des affaires. Il insiste sur ce point que ses occupations n'étaient pas sédentaires, et qu'il mangeait ou buvait modérément. Néanmoins entre trente et quarante ans, il constata qu'il avait une tendance prononcée à l'obésité, et cette constatation le remplit d'inquiétude. Il avait toujours particulièrement redouté cette infirmité, et il s'apprêta à tout mettre en œuvre pour en arrêter les progrès.

Un médecin de ses amis qu'il consulta lui conseilla l'exercice de la rame en bateau. Il acheta donc une nacelle à deux rames, et chaque matin, avant de se rendre à ses affaires, il consacrait plusieurs heures à cette gymnastique nautique ; mais le succès ne répondit pas à ses efforts. Ce régime ne fit que développer sa force musculaire ; mais en même temps son appétit était formidable ; et comme il s'abandonnait à sa nature, il devint encore plus obèse qu'avant. Son embonpoint ne faisant que croître chaque jour, il suspendit cet exercice. Son médecin venait de mourir; M. Banting consulta successivement les médecins les plus autorisés de Londres, pour arrêter les progrès de l'obésité ; il déclare qu'il fut saturé de potions selon la formule; qu'il essaya des bains, des eaux minérales, de l'exercice à cheval; qu'il se condamna à vivre et à travailler comme un paysan, le tout sans résultat appréciable.

En lisant la brochure de M. Banting, on est étonné de l'énergie et de la persévérance avec lesquelles il poursuivit un traitement dont il retirait si peu de bénéfice. Entre autres prescriptions, on lui avait recommandé l'usage des bains turcs. Le premier bain qu'il prit lui parut produire un bon résultat ; il s'astreignit à prendre trois de ces bains par semaine ; plus tard il en diminua le nombre, et enfin il finit par y renoncer tout à fait, quand il se fut convaincu qu'il n'avait point à attendre sa guérison d'un régime qui, après quatre-vingt-dix bains, n'avait produit sur sa personne qu'une diminution de poids de six livres. M. Banting convient que les médecins qu'il consulta firent preuve de beaucoup de zèle et d'un vif intérêt pour lui, mais ils s'accordaient à regarder son embonpoint comme la conséquence naturelle et irrémédiable de l'âge. L'un d'eux, praticien d'ailleurs fort distingué, lui donna cette consolation philosophique, que lui-même se trouvait dans le même cas, et devenait chaque année plus pesant d'une livre. M. Banting n'en fut que plus convaincu de l'inutilité de tous ses efforts pour se guérir.

Je ne répéterai pas ici la description naïve et quelque peu dramatique que M. Banting a faite de ses souffrances; vous vous figurez facilement à quelles incommodités l'exposait son état d'embonpoint excessif. Qu'il me suffise de vous dire que M. Banting, avec une stature de cinq pieds trois pouces anglais, pesait 180 livres (92 kilogrammes) en août 1862, tandis que le poids moyen d'un homme de sa taille n'est que de 130 livres (56 kilos). Cette infirmité le mettait au désespoir ; il avait dû renoncer à tous les plaisirs de la vie ; il évitait de se montrer dans les rues, pour échapper aux railleries et aux remarques désobligeantes des passants ; il confesse que le développement immodéré de graisse est la pire forme de parasitisme qui puisse s'attaquer à notre espèce ; et les médecins, ajoute-t-il, ne peuvent imaginer les tribulations qu'il cause à ceux qui en sont affligés.

M. Banting était donc à ce moment le plus malheureux des hommes, et pour comble d'infortune, de nouveaux et très-alarmants symptômes venaient s'ajouter à son infirmité, quand la Providence, comme il le dit lui-même, vint le mettre sur la voie qui devait le conduire à la guérison et à une nouvelle existence : il eut le bonheur de s'adresser au docteur William Harvey, qui réussit enfin à le débarrasser de ses souffrances. Je regrette de n'avoir pas eu le loisir de m'assurer, si cet homme est le descendant du grand médecin qui, au dix-septième siècle, a illustré ce nom par la découverte de la circulation du sang, et posé les fondements de notre système physiologique. M. Banting n'a jamais songé à revendiquer le mérite d'un système de traitement qui est cependant partout associé à son nom. Tout au contraire, à chaque page de sa brochure, nous trouvons l'expression de sa reconnaissance pour son sauveur, comme il appelle M. Harvey. C'est seulement parce que, dans les premières éditions de sa notice, il s'était abstenu de citer le nom de M. Harvey, que la médication nouvelle a pris le nom de cure Banting, ou système de Banting, qu'elle a gardé depuis.

Notre malade fut d'abord grandement surpris des prescriptions du docteur Harvey. Précédemment il s'était appliqué à réduire autant que possible son régime alimentaire, sur la recommandation qui lui avait été faite par tous les médecins, d'être sobre dans ses repas. Voici qu'à présent M. Harvey lui accordait une certaine liberté de table, et lui prescrivait un régime qu'on peut considérer comme particulièrement riche et fortifiant. M. Banting nous fait d'ailleurs connaître en détail l'ordonnance de son médecin.

Il prenait à son déjeuner 8 à 10 onces de viande (225 à 280 grammes), 2 onces de biscuit ou de pain grillé, une forte tasse de thé, mais sans sucre ni lait. Son dîner se composait de 10 à 12 onces de poisson (le saumon exclu), ou de végétaux, excepté les pommes de terre, ou de volaille, ou de gibier, avec 2 onces de pain rôti. Ce repas était complété par 2 ou 3 verres de bon vin rouge, Xérès ou Madère; mais le Champagne, le Porto et la bière étaient rigoureusement interdits par l'ordonnance. Dans l'après-midi, en guise de goûter, M. Banting mangeait 4 à 6 onces pesant de fruits, un ou deux biscuits, et absorbait une forte tasse de thé, mais toujours sans sucre ni lait. Il soupait de 6 à 8 onces de poisson ou viande, avec un ou deux verres de vin rouge. Enfin avant de se mettre au lit, et pour assurer son sommeil, il buvait un grog sans sucre, ou bien un à deux verres de vin rouge ou de Xérès. Quand le pain ou le biscuit étaient trop secs, il les trempait dans un verre d'eau-de-vie. Il faut convenir que c'est là un régime corsé, et qu'aller au delà serait certainement tomber dans la gloutonnerie.

Après une semaine d'essai de ce nouveau traitement complété par l'injection d'une cuillerée d'une mixture alcaline, M. Banting se sentit quelque peu allégé et plus dispos. Il persévéra dans la médication, et chaque fois qu'il se pesait, il constatait avec une satisfaction indicible que son poids diminuait progressivement et d'une manière sensible. En mai 1863, après neuf mois de traitement, il écrit : « Je ne me suis jamais senti en aussi bonnes dispositions depuis vingt ans ; j'ai diminué de plusieurs pouces en rotondité, et je pèse 35 livres de moins ; je n'ai pas eu un seul instant à me plaindre du régime que je suis ; mon infirmité physique s'est atténuée et a presque disparu. »

La seconde et la troisième édition de la brochure de M. Banting, parues en décembre 1863 et mai 1864 ne contiennent pas de faits nouveaux autres que ceux qui sont consignés dans la première. Quant au malade lui-même, son état continua de s'améliorer, si bien que en septembre 1863, la diminution de poids s'élevaït à 46 livres (23 kilos), et la circonférence du corps autour de la taille avait diminué de douze pouces.

M. Banting regrette beaucoup de n'avoir pas fait prendre sa photographie avant de se soumettre au régime du Dr Harvey ; la comparaison entre son ancien et son nouvel état eût formé un contraste singulier, qui n'eût pas manqué d'exciter la curiosité du public, et de fournir une démonstration originale de l'efficacité du traitement employé.

Dans la préface de la troisième édition, l'auteur nous apprend qu'il a reçu un très-grand nombre de lettres venues de tous les points de la grande Bretagne, pour le remercier du service qu'il a rendu à ses semblables; il constate que les résultats obtenus ont dépassé ses espérances; et il remercie la Providence d'avoir jeté les yeux sur lui pour opérer ce miracle.

J'aurais voulu pouvoir vous donner quelques détails sur le genre de vie et la situation personnelle de M. Banting; le temps m'a manqué pour prendre des renseignements précis, et je me bornerai aux quelques remarques qui suivent.

Jusqu'à ces dernières années, M. Banting était entrepreneur à Londres. Comme tel, il avait l'entreprise des convois funèbres qui, comme on sait, sont célébrés en grande pompe en Angleterre. Cette circonstance singulière, que l'homme qui avait pour fonction spéciale de mettre ses semblables en terre, s'évertuât à prolonger leur existence par ses conseils, donnait quelque peu carrière à l'humour britannique. L'établissement industriel de M. Banting est apparemment en haute réputation, car c'est lui qui fut chargé d'organiser le splendide convoi de lord Palmerston. A en juger par le style de la brochure et par quelques anecdotes que nous connaissons, M. Banting serait un homme d'un caractère bienveillant, avec une pointe de jovialité. Une scène amusante, à laquelle assistait la princesse Marie de Cambridge, peint notre homme au vif. Son Altesse Royale exprima le désir de voir M. Banting. Celui-ci se présenta devant la jeune princesse, revêtu d'habits simulant les formes massives qu'il avait avant le traitement; puis à un moment donné, il dépouilla successivement les amples vêtements dont il s'était couvert à dessein, pour montrer le nouveau, le vrai Banting, changement à vue qui égaya beaucoup la princesse. Relevons, moins pour en rire, que pour achever le portrait de M. Banting, cet aveu consigné dans son mémoire, que de toutes les incommodités qu'il devait à son état, une des plus insupportables pour lui était l'impossibilité physique où il se trouvait d'accomplir, sans les plus grands efforts, les actes les plus simples et les plus naturels de la vie privée ou sociale.

La modeste brochure de M. Banting fit grand bruit en Angleterre à son apparition. Son nom et son système devinrent promptement populaires[1]; parmi les personnes obèses, c'était à qui appliquerait le système de l'auteur : d'autre part, en prenant le contrepied de son système, des personnes maigres et à taille élancée réussirent à se donner un peu de ventre. Dans les grands dîners, il y avait des plats pour ceux qui désiraient grossir et pour ceux qui voulaient maigrir, et le maître d'hôtel, en vous offrant un mets, vous posait la question sacramentelle : *do you Bant?*

La *Lettre sur l'obésité* produisit une sensation non moins grande sur le continent, aussitôt qu'elle y fut connue par les traductions et les comptes rendus, et les

1. C'est à ce point que M. Banting, ayant ouvert une souscription pour la création d'un hôpital spécial, recueillit en quelques semaines 2000 livres (50 000 fr.). (*Note du traducteur.*)

éditions se succédèrent rapidement. La nouvelle doctrine trouva force avocats et de zélés disciples, en Allemagne. Vous trouverez dans la rue des preuves vivantes du succès de ce système.

Les détails que je viens de vous donner établissent, je crois, que j'étais fondé à dire, comme je l'ai fait en commençant, que l'apparition de la brochure de M. Banting était un événement qui ne manquait ni d'intérêt ni d'importance.

Je vais maintenant étudier la *Lettre sur l'obésité* au point de vue scientifique, et rechercher avec vous en quoi les faits qu'elle contient sont conformes aux données de la physiologie et de la médecine et en quoi ils en diffèrent.

Pour résoudre ce problème, il importe d'examiner de plus près le traitement auquel M. Banting doit sa guérison, et de rechercher si les éléments qui en font la base forment un tout homogène, et peuvent servir à constituer un système.

Or, il est facile de montrer qu'en rédigeant l'ordonnance de son malade, en dressant une liste des aliments dont il devait s'abstenir, M. Harvey a obéi à une conviction réfléchie, et à des principes parfaitement rationnels. Si l'on compare ceux de ces aliments dont M. Banting pouvait manger à discrétion, avec ceux dont il ne pouvait faire qu'une modique consommation, nous verrons que ceux-là devaient fournir en abondance à l'économie les éléments essentiels de la nutrition, tandis que ceux-ci ne les fournissaient qu'en proportions fort restreintes.

Cette catégorie d'aliments que M. Banting pouvait par ordonnance consommer presque à volonté, est rangée par le baron Liebig dans la classe des matériaux plastiques de la nutrition, tandis que ceux qui lui étaient ou interdits ou mesurés avec parcimonie rentrent dans la catégorie des substances respiratoires : il y aurait certes quelques objections à faire à cette manière de classer les aliments, mais passons.

Ces deux catégories de substances alimentaires tiennent une place indispensable dans l'entretien de la vie, et pour établir cette assertion, je vous rappellerai brièvement les exigences organiques du corps, le rôle que jouent ces substances alimentaires dans l'économie. Les organes et les tissus dont le corps se compose sont, comme vous savez, le siége d'un mouvement incessant qui restitue au monde extérieur les résidus et les éléments hors de service de l'organisme; mais, pour prévenir la dissolution de notre corps, il est absolument nécessaire que les pertes qu'occasionne ce travail continu soient remplacées par des matériaux nouveaux : il n'est pas moins indispensable pour l'entretien de la vie que la température de notre corps se maintienne à un certain degré. Les variations de température auxquelles la peau est exposée, sont d'ailleurs sans influence sur la chaleur intérieure du corps. L'homme peut vivre au pôle ou à l'équateur, et nonobstant la température glaciale ou torride, la température de son corps se maintient invariablement à son degré normal.

Pour satisfaire à la première condition, c'est-à-dire pour remplacer les éléments de nos tissus sans cesse éliminés, il importe que nous nous assimilions les substances dont ces tissus se composent ou qui servent à les former. Maintenant, on sait que les tissus organiques les plus importants du corps sont formés principalement de matières albuminoïdes, de la nature de celle qui constitue le blanc d'œuf et la fibre musculaire. Il est donc nécessaire que le corps soit constamment pourvu d'albumine, et l'homme pas plus que les animaux ne sauraient vivre longtemps, s'ils étaient absolument privés d'albumine.

Quant à la seconde condition relative à la constance de la température du corps humain, on la remplit en entretenant dans le corps une combustion continue. Bien que cette combustion ne s'accompagne pas de flammes comme celle qui s'opère à l'air libre, quand on brûle du bois, elle n'en développe pas moins du calorique, et devient ainsi pour le corps une source continue de chaleur.

L'oxygène de l'air que nous respirons, et dont la combinaison avec certains éléments de notre corps propres à développer la chaleur, constitue le genre de combustion que nous avons en vue, a beaucoup moins de rapport avec les substances albumineuses sus-mentionnées, qu'avec certaines autres parties du système organique, qui pour cette raison sont consumées plus promptement et en plus grandes proportions. La consommation continue de ces éléments combustibles du corps réclame sans cesse de nouveaux matériaux qui viennent l'entretenir, et cette condition est principalement remplie par l'introduction dans le corps de graisse, de féculents, de gomme végétale, de sucres et autres substances analogues. Ces substances sont-elles exclues de l'alimentation, le corps est menacé d'une dissolution prochaine aussi sûrement que si c'étaient les matières albumineuses qu'on eût pris soin d'exclure de la nourriture.

A différentes reprises, on a tenté des expériences directes sur des animaux que l'on a nourris exclusivement, tantôt avec une classe de ces aliments, tantôt avec l'autre, pour savoir combien de temps ils résisteraient à ce régime exclusif. L'expérience a toujours prononcé dans le même sens, et les animaux ont toujours succombé, les uns plus tôt les autres plus tard.

De ces expériences il faut conclure, qu'aucune des substances alimentaires communes ne contient exclusivement l'une ou l'autre forme de matériaux nécessaires à la nutrition. Il y a plus : quelques différences que puissent présenter dans leur composition les nombreuses substances qui servent à l'alimentation de l'homme et des animaux, il n'en est pas une qui ne renferme en même temps des proportions variables des deux espèces de matériaux alimentaires dont nous avons parlé, les matériaux plastiques et les matériaux respiratoires. Par exemple, quand nous mangeons de la viande, outre l'albumine et la matière qui constitue la fibre musculaire, nous absorbons une certaine quantité de graisse, substance appartenant à la classe des matériaux respiratoires; semblablement, en mangeant du poisson, des pommes de terre, nous introduisons dans l'économie une certaine quantité d'albumine et de féculents.

Bien que les substances alimentaires qui servent communément à notre entretien aient aussi une composition mixte, encore est-il qu'il y a une grande différence dans les proportions des matières respiratoires et plastiques qui les constituent. D'une manière générale, on peut dire que l'élément plastique prédomine dans les aliments d'origine animale, et l'élément respiratoire dans les aliments de provenance végétale, tels que les féculents, le sucre, etc.

Vous êtes maintenant en mesure de décider par vous-mêmes si M. Harvey était logique et se conformait à un principe bien défini, dans la rédaction de l'ordonnance de M. Banting. Vous remarquerez d'abord que tout en permettant à son malade de manger de la viande en quantité considérable, il lui défendait le gras, les pommes de terre, le sucre et le lait et qu'il réduisait la ration de pain à sa plus simple expression : ainsi il augmentait la dose normale d'aliments plastiques, et réduisait celle des aliments respiratoires.

Étant admise, la théorie physiologique professée par quelques savants, et nommément par Liebig et Moleschott, au sujet de l'absorption de l'alcool par l'économie, le seul reproche qu'on puisse adresser à M. Harvey, c'est qu'il accordait à son malade une dose trop forte de liqueurs spiritueuses. Liebig et Moleschott rangent l'alcool dans la classe des aliments respiratoires ; car, suivant eux, il est brûlé dans l'économie et sert ainsi à entretenir la chaleur du corps. Mais nous croyons que M. Harvey sur ce point est resté fidèle aux vrais principes de la science. En effet, la théorie d'après laquelle l'alcool subirait une combustion véritable dans le corps n'est rien moins que démontrée. Je crois que cette assertion de ma part est suffisamment jusifiée par les expériences de mon ami et collègue M. Hoppe-Seyler, de MM. Setchenow, Buchheim et autres, lesquelles ont établi que l'alcool n'est pas brûlé dans le corps, mais qu'il est éliminé, au moins en grande partie, sans avoir subi la décomposition dont nous avons parlé. Mes observations personnelles confirment d'ailleurs la manière de voir de MM. Hoppe-Seyler, Setchenow et Buchheim, car chez les individus en état complet d'ivresse, la température du corps au lieu d'être très-élevée, comme le voudrait la théorie de Liebig, est au contraire remarquablement basse, bien qu'il y ait pléthore du système veineux et congestion de la face.

Dans le cas de M. Banting, je regarde donc l'autorisation de boire du vin et même de l'eau-de-vie comme parfaitement rationnelle. M. Harvey faisait également preuve de sagacité quand, après avoir permis l'usage du vin, il défendait celui de la bière, surtout de la bière anglaise si riche en malt. En ingérant cette boisson, on absorbe non-seulement de l'alcool, mais aussi et surtout une quantité considérable d'aliments respiratoires.

Que M. Harvey se soit écarté de la doctrine de Liebig, ait permis l'usage du vin et interdit la bière à son malade, c'est là un fait qui mérite d'être noté; car il a eu les conséquences pratiques les plus importantes. Si l'ordonnance eût interdit également l'usage du vin, il est possible, il est permis de croire que M. Banting eût consciencieusement observé la prescription, mais je doute que le nouveau traitement eût obtenu en Angleterre un succès aussi général. On consent bien à se passer de bière, pourvu qu'on puisse boire du vin, mais on ne consentirait pas aussi facilement à s'abstenir de toute liqueur spiritueuse.

A présent, que nous avons analysé le régime de M. Banting, et que nous l'avons ramené à un principe défini, nous pouvons comparer ses résultats à ceux auxquels sont arrivés les physiologistes dans leurs recherches relatives aux changements que subissent les matériaux de la nutrition et à l'influence des aliments dans la production de la graisse. Cette question a été l'objet de travaux fort remarquables, qui, on peut le dire, sont le triomphe de la physiologie moderne. Je ne veux certainement pas vous faire un exposé complet des recherches faites dans cette direction ; je me bornerai à mettre sous vos yeux les faits qui nous intéressent directement.

Tout le monde sait que le corps des animaux carnivores, dont la nourriture se compose principalement d'aliments plastiques, ne contient que très-peu de graisse, pendant que, chez les ruminants qui se nourrissent d'aliments respiratoires, les tissus en sont infiltrés. Je ferai une remarque au sujet des chiens et des chats : à l'état sauvage, ils vivent exclusivement de chair, et restent minces et maigres, en dépit de leur alimentation si riche en matériaux plastiques. La domestication, en les habituant à une nourriture mixte, dans laquelle entrent le pain, les pommes de terre, etc., a contribué à développer le tissu graisseux chez ces animaux.

Je mentionnerai également la prédominance de l'embonpoint dans certaines castes qui vivent exclusivement de lait, de riz et de graisse, leur religion leur interdisant l'usage de la viande ou des œufs. Ces races forment un contraste remarquable avec ces tribus sauvages où l'individu, vivant presque exclusivement des produits de la chasse ou de la pêche, se distingue par un corps svelte et à forte musculature. Bornons-nous à ces exemples. C'est en partant de ces données ou d'autres analogues, vérifiées par de nombreuses et délicates expérimentations, que les physiologistes sont arrivés à se convaincre que la production de la graisse dans les tissus des animaux est en relation avec la quantité d'aliments respiratoires qu'ils consomment, et nous n'hésitons pas au nom de la science, à regarder cette classe d'aliments comme producteurs de la graisse.

Vous vous expliquez alors comment M. Banting prenait plus d'embonpoint quand il suivait un régime débilitant, ne mangeant, vous vous en souvenez, que du pain et des pommes de terre, en y ajoutant à forte dose du sucre, du lait et de la bière; comment au contraire, il commença à maigrir, quand il se mit au régime succulent de la viande. Tout cela est parfaitement conforme aux lois de la production de la graisse, que les observations et les expériences des physiologistes ont établies.

Je ferai remarquer cependant, que malgré l'état d'avancement satisfaisant de la science, et bien qu'on ait déterminé, avec une précision suffisante les proportions d'aliments plastiques et respiratoires nécessaires pour produire de la graisse, il reste néanmoins à expliquer par quel moyen s'opère la transformation de ces matières en graisse.

Quelques savants, parmi lesquels se trouve Liebig, professent que les aliments respiratoires se transforment en éléments graisseux, et que ces éléments passent dans les tissus ; mais il y a une autre théorie admise par des savants distingués et qui mérite attention. D'après cette théorie, les graisses et les matières réputées productrices du gras, que nous absorbons avec les aliments, se consument dans le sang, et servent à entretenir la chaleur; mais la graisse qui se dépose dans nos tissus dérive aussi des substances albumineuses. De nombreux exemples pourraient corroborer cette explication de la production de la graisse. Que dans l'organisme humain, et spécialement dans certains cas de maladie, les substances albumineuses soient fréquemment transformées en graisses, c'est ce qui ne saurait faire l'objet d'un doute physiologique. Le fait mentionné plus haut, que les seuls animaux que l'on puisse engraisser, sont ceux à qui, indépendamment d'une ration copieuse de farineux, de végétaux, etc., l'on fournit une certaine proportion de substances albumineuses, est plus aisément expliqué par cette théorie que par celle de Liebig.

J'appellerai enfin votre attention sur ce fait bien connu que la nutrition du système musculaire est considérablement entravée par le développement exagéré de la graisse, et que les hommes obèses loin d'être vigoureux, sont au contraire des types de mollesse et de débilité. Les maladies les plus redoutables pour ces personnes, telles que l'hypertrophie du cœur et l'hydropisie, viennent surtout de ce que le tissu musculaire du cœur est privé de sa nutrition normale, et ne reçoit à la place que des éléments graisseux qui se déposent dans sa trame.

Quelle que soit celle de ces deux théories qui soit la vraie, c'est un fait unanimement admis par tous les savants, qu'en fournissant à discrétion à un animal des aliments respiratoires, on parvient à développer en lui le tissu graisseux à un haut degré, et qu'en modérant la dose convenablement, non-seulement la graisse cesse de s'accumuler dans les tissus, mais que celle qui y a été formée est consumée par l'entretien de la chaleur, et disparaît peu à peu des tissus.

Je crois vous avoir montré par cet exposé que les résultats consignés dans la brochure de M. Banting sont en parfaite harmonie avec les théories et l'expérimentation physiologique, et il ne me reste plus qu'à vous expliquer ces résultats, en me plaçant maintenant au point de vue spécial qui nous intéresse le plus, celui de la pratique médicale.

Je vais donc essayer de vous montrer la relation qui existe entre la base du traitement Banting et les principes mis en pratique par la Faculté. Bien que l'expression ne soit pas rigoureusement exacte, je crois à peine nécessaire de rectifier le langage de M. Banting, quand il qualifie de parasitisme l'embonpoint exagéré ; le terme est impropre, mais il croyait qu'on ne peut désigner cet état sous le nom de maladie, aussi longtemps que les fonctions du corps ne sont pas matériellement troublées. La science médicale hésite également à regarder comme une maladie un accroissement marqué du tissu adipeux, bien que les dangers qui peuvent provenir de l'accumulation de la graisse dans nos tissus aient été suffisamment expliqués par les médecins de l'antiquité.

Les hommes de l'art ont toujours traité l'obésité plutôt par le régime diététique, que par les drogues. Un médecin de l'antiquité, Galien qui vivait dans le second siècle de notre ère, a écrit un traité sur les aliments gras et maigres. Nous trouvons dans les ouvrages d'Hippocrate (qui vivait à une époque plus reculée, au siècle de Périclès) et dans ceux de Celse, qui était contemporain d'Auguste, des prescriptions diététiques pour les personnes obèses qui désirent diminuer leur embonpoint. Aujourd'hui encore le régime alimentaire convenablement formulé, constitue la partie la plus importante du traitement de l'obésité, et nous pouvons affirmer que nos méthodes de traitement sont fondées sur des principes rationnels.

Les médecins que dirige une pensée scientifique se sont toujours efforcés de découvrir les lois suivant lesquelles les remèdes agissent dans les maladies, et d'expliquer comment ils peuvent en modifier la marche ; mais l'idée que nous nous faisons du *processus* morbide est encore trop obscure, et notre connaissance des changements produits dans l'économie par les remèdes trop limitée, pour que nous ayons le droit de dire que de grands résultats ont été atteints. Le traitement de beaucoup, pour ne pas dire de presque toutes les maladies, est encore purement empirique. Mais il n'en est pas de même pour l'obésité. Le but à atteindre est ici mieux marqué, et le choix des moyens à employer moins incertain que dans les maladies. Les effets physiologiques des agents mis en œuvre dans ce cas nous sont beaucoup mieux connus que ceux des médicaments. Pour cette raison, nous sommes parfaitement autorisé à dire que la médication de l'obésité, telle que nous l'avons formulée, est une médication rigoureusement rationnelle.

Il y a deux choses à considérer dans le traitement de l'obésité, quand on se conforme aux principes que nous avons posés. Il faut d'abord s'appliquer à activer la combustion dont les tissus organiques sont le siége, et la pousser de façon à consumer toute la graisse inutile. En second lieu, il faut réduire la recette des matériaux nouveaux de combustion, jusqu'à l'absorption complète des matières grasses superflues. Les moyens, à l'aide desquels on peut accroître la quantité de chaleur normale, nous sont parfaitement connus, et rien n'est plus facile que de les produire artificiellement. La fièvre, cette maladie avec laquelle beaucoup d'entre vous sont familiarisés, est causée par un développement exagéré de chaleur. Le corps est surchauffé; sa température normale qui est d'environ 30 degrés Réaumur, s'élève de plusieurs degrés, et voilà ce qui porte le malade à se plaindre du mal de tête et d'une soif qui le dévore; c'est là ce qui explique la rougeur de la face, cette peau brûlante, et ce pouls désordonné et tous les autres symptômes de la fièvre. Pour maintenir le corps dans cet état d'inflammation, il est bien clair qu'il faut plus de matériaux que pour entretenir la température normale.

La fièvre consume dans le sens le plus étendu du mot; car elle consume par voie de combustion les parties constituantes du corps humain, mais surtout les tissus graisseux. Chacun sait que chez les personnes minées par la fièvre, la graisse disparaît, et que le malade maigrit : en peu de temps, il peut ainsi diminuer considérablement de poids, et la production artificielle de la fièvre constituerait ainsi une méthode infaillible pour débarrasser le corps d'un embonpoint exagéré; mais ce serait là un remède quelque peu excentrique, et qui dans la pratique ne serait pas sans danger. Ce serait la violation directe du vieux précepte thérapeutique *citò*, *tutò*, et *jucundè*.

La science d'ailleurs met à notre disposition d'autres moyens plus acceptables pour arriver au but aussi sûrement, bien qu'avec plus de lenteur.

Toute contraction, tout mouvement musculaire développe une certaine quantité de chaleur, ou, pour parler le langage de la science, dégage un certain nombre d'éléments de calorique, qui sont ainsi perdus pour le corps. Mais cette perte est compensée par un accroissement correspondant de chaleur normale et une activité plus grande dans la combustion physiologique.

Tout effort, tout mouvement musculaire que nous produisons, s'accompagne donc d'une dépense physique proportionnée à l'effort, de la même façon que dans une locomotive, le mouvement s'accompagne d'une dépense de charbon ou de bois. Mais longtemps avant qu'un de nos compatriotes découvrît cette loi, en vertu de laquelle une certaine quantité de chaleur peut se transformer en une quantité correspondante de travail mécanique, les faits sur lesquels repose cette découverte capitale [1], étaient parfaitement connus et fréquemment utilisés par les médecins dans le traitement de l'obésité. Il est d'observation commune qu'un violent exercice musculaire ou un travail pénible s'oppose au développement de la graisse; que l'homme comme les animaux maigris sous l'influence de fatigues long-

1. Nous ne saurions protester trop hautement contre cette assertion germanique, qui tend à dépouiller un savant Anglais, M. Joule, de Manchester, de la gloire qui lui revient dans cette découverte. Ces faits de spoliation scientifique par des Allemands semblent devenir très-communs, surtout depuis les événements de 1870; c'est ainsi que Pinkus s'est approprié la pile électrique de Becquerel, Mistchelich (de Berlin) le polarimètre de Biot, Brix et Balling (de Berlin) le saccharimètre de Four-Masson, etc., etc., etc. Il est digne de remarque que cette spoliation ne s'exerce qu'au préjudice de savants étrangers. César disait des anciens Germains : *Latrocinia apud eos nullam habent infamiam, quæ extrà fines fiunt.* C'est bien toujours la même race : braves gens au delà du Rhin, voleurs effrontés en deçà. (*Note du traducteur.*)

temps endurées, que les travailleurs de la campagne, que les forgerons, que tous ceux enfin qui mènent une existence laborieuse sont généralement maigres, bien qu'ils se nourrissent abondamment d'aliments végétaux.

Dans beaucoup de villages, les habitants vivent presque exclusivement de pommes de terre et de cidre; ils ne mangent de la viande que très-exceptionnellement dans l'année. Eh bien! en dépit de ce plantureux régime respiratoire [1], vous trouverez rarement parmi eux un spécimen comparable à M. Banting. Cela vous explique pourquoi l'homme de l'art a de tout temps prescrit à ses clients obèses de faire de l'exercice, d'abréger la durée du sommeil, et de se livrer à un travail mécanique. Il n'est pas sans intérêt de remarquer que ces personnes à ventre volumineux qui viennent chaque année en si grand nombre essayer des eaux de Karlsbad, de Marienbad, de Kissingen et autres stations analogues, suivent encore aujourd'hui les règles qui ont été posées, il y a plus de deux mille ans, par Hippocrate pour le traitement de l'obésité. La promenade matinale de une heure correspond exactement à ce détail du traitement des disciples d'Esculape, qui obligeait les personnes obèses à faire une longue course avant le déjeuner.

Il est bien vrai de dire que M. Banting ne retira pas grand bénéfice de ses exercices en bateau; tout au contraire, il confesse que cet exercice ne fit que développer encore son embonpoint. Mais vous vous souvenez que son appétit s'était développé dans les mêmes proportions, et vous savez de quels aliments il faisait

1. Nous devons faire remarquer au contraire que la pomme de terre est extrêmement pauvre en principes hydrocarbonés.
(*Note du traducteur.*)

usage. Après ce que nous avons dit, on peut affirmer que M. Banting aurait certainement maigri sous l'influence de cet exercice, si en même temps il avait suivi le régime alimentaire qui fut prescrit par le docteur Harvey.

Je mentionnerai encore un autre moyen propre à accélérer la combustion ou, comme on l'appelle ordinairement, la dépense physiologique du corps; c'est l'application méthodique du froid, sous forme de bain d'eau salée ou pure, de douches et de frictions froides. On s'est assuré, en observant la température du corps pendant la durée d'un bain froid ou d'une douche, que, bien que dégageant une quantité considérable de chaleur, le corps conserve sa température normale, fait qui prouve qu'une violente dépense de chaleur, causée par la combustion des parties constituantes de l'économie, stimule énergiquement la production du calorique. Toute théorie à part, les bains froids et autres applications analogues étaient recommandés dans le traitement de l'obésité, longtemps avant qu'on ne découvrît les principes qui permettent d'expliquer les effets favorables qu'on retire de l'emploi de ces moyens.

Je ne m'étendrai pas davantage sur les procédés employés pour accélérer la combustion organique et activer l'absorption des aliments. Ce que je viens de vous dire suffit pour vous faire comprendre que la science met à notre disposition de puissantes ressources thérapeutiques, dans le traitement de l'obésité. J'ajoute que ces procédés ne figurent pas dans les prescriptions du système Banting.

Je dirai maintenant quelques mots du second principe que nous avons posé, à savoir qu'il faut éviter de fournir à l'économie de nouveaux matériaux de combustion, jusqu'à complète disparition de la graisse qui est accumulée dans les tissus. Ce principe, bien que généralement reconnu et admis sans objection, n'a pas encore reçu, en pratique du moins, toute l'attention qu'il mérite. Il y a évidemment indication pour les personnes obèses, à réduire autant que possible la ration des aliments respiratoires, dont nous avons donné la liste plus haut, comme la graisse, le sucre, les féculents, la gomme végétale, et toutes ces substances qui par le travail de la digestion sont tranformées en sucre.

Il est vrai que dans l'antiquité Celse, sur de simples données empiriques, prescrivait aux personnes maigres l'usage des aliments gras et sucrés (*pinguia et dulcia*), tandis qu'il les défendait aux personnes obèses. Ce précepte du savant médecin de Rome n'était certainement point tombé dans l'oubli. Gerhard Van Swieten, que l'impératrice Marie-Thérèse attira de Leyde à Vienne au siècle dernier, et qui fit passer dans la capitale de l'Empire la splendeur dont il avait doté l'Université hollandaise, mentionne expressément la prescription de Celse, dans les commentaires sur les Aphorismes de son illustre maître Boerhaave. Van Swieten s'efforce de l'expliquer d'après les principes admis de son temps, et s'appuie surtout sur cette donnée de l'expérience, que l'usage des aliments végétaux tend à développer la graisse. Il pense qu'une alimentation végétale doit produire considérablement de matière grasse; car les vaches que l'on nourrit exclusivement de foin et d'eau fournissent un produit extrêmement riche en graisse, le lait; et quand la sécrétion du lait est suspendue, elles ont une tendance marquée à s'engraisser en gardant la même nourriture.

Il semblerait naturel que cette observation si simple et si probante, sur laquelle Van Swieten insiste avec raison, eût dû suggérer à tout médecin réfléchi la pensée d'interdire l'usage en trop grande quantité du pain et des pommes de terre, aussi bien que des corps gras, aux personnes obèses. En tout état de cause, quand Liebig eut fait connaître les lois de la nutrition et de la production de la graisse, il était permis de croire que les aliments contenant des féculents ou du sucre seraient sévèrement défendus dans le traitement de l'obésité. Mais il n'en a pas été ainsi.

Bien que sur ce point le thérapeutique reposât sur une base scientifique, pendant que d'un côté on permettait aux personnes maigres d'user d'aliments gras à discrétion, ainsi que des autres substances respiratoires, d'un autre côté et jusqu'à ces dernières années, on regardait comme suffisant, pour obtenir l'effet inverse, l'amaigrissement des personnes obèses, de défendre l'usage de la graisse, sans étendre la prohibition aux autres aliments respiratoires. Par exemple, à Carlsbad, ce rendez-vous des personnes obèses, on regarderait comme une hérésie de servir du beurre ou des jus graisseux, tandis que le baigneur peut librement user de café, de lait et de sucre, et se gorger de pâtisserie et de puddings.

Je ne voudrais point rappeler, bien que ce fût ici la place, l'anecdote un peu vieille de Christophe Colomb. Mais vous comprendrez clairement quel immense service M. Harvey a rendu à la pratique médicale. La science était depuis longtemps en possession d'un principe physiologique admis par tout le monde; mais il était réservé à M. Harvey d'en faire l'épreuve complète et décisive et de montrer, par une observation pleine d'intérêt, quel profit la médecine pratique peut retirer de l'application de ce principe.

C'est donc un grand service que M. Harvey a rendu à notre art; mais nous devons aussi nos félicitations à M. Banting qui, en publiant sa brochure, a vulgarisé des faits empiriques de la plus haute importance, faits qui n'étaient connus que d'un petit nombre de personnes.

Telle est, en résumé, la relation du système Banting avec nos théories scientifiques. J'ai cru devoir emprunter au domaine de cette science que j'ai l'honneur de représenter à notre Université, le sujet et les développements de cette conférence que Leurs Majestés le Roi et la Reine, ainsi que cette assemblée distinguée, ont daigné entendre. Le milieu dans lequel je parlais me dispensait d'ailleurs d'aller jusqu'à formuler ici des prescriptions médicales; mon but était simplement d'appeler l'attention sur un fait intéressant dans tous ses détails, et de l'examiner devant vous avec les procédés rigoureux de la science.

FIN.

Typographie Lahure, rue de Fleurus, 9. à Paris.

www.ingramcontent.com/pod-product-compliance
Ingram Content Group UK Ltd.
Pitfield, Milton Keynes, MK11 3LW, UK
UKHW022125260726
13993UKWH00003B/1234